BEI GRIN MACHT SICH IHR WISSEN BEZAHLT

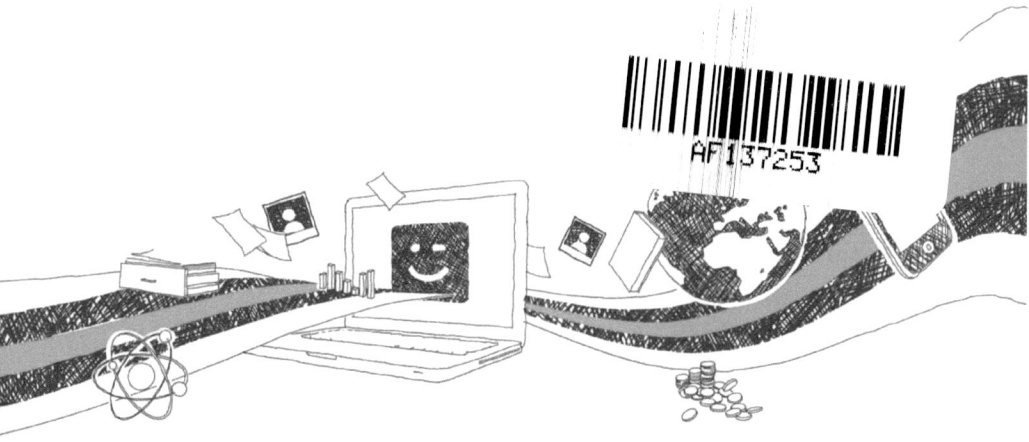

- Wir veröffentlichen Ihre Hausarbeit,
  Bachelor- und Masterarbeit

- Ihr eigenes eBook und Buch -
  weltweit in allen wichtigen Shops

- Verdienen Sie an jedem Verkauf

Jetzt bei www.GRIN.com hochladen
und kostenlos publizieren

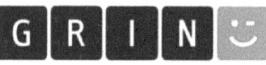

Bibliografische Information der Deutschen Nationalbibliothek:

Die Deutsche Bibliothek verzeichnet diese Publikation in der Deutschen National-
bibliografie; detaillierte bibliografische Daten sind im Internet über http://dnb.d-
nb.de/ abrufbar.

Impressum:

Copyright © 2016 GRIN Verlag, Open Publishing GmbH
Druck und Bindung: Books on Demand GmbH, Norderstedt Germany
ISBN: 9783668249738

Dieses Buch bei GRIN:

http://www.grin.com/de/e-book/334754/expertenstandards-in-der-pflegepraxis-
tipps-hindernisse-und-wege-fuer

Niklas Westermann

Expertenstandards in der Pflegepraxis. Tipps, Hindernisse und Wege für die Implementierung

GRIN Verlag

GRIN - Your knowledge has value

Der GRIN Verlag publiziert seit 1998 wissenschaftliche Arbeiten von Studenten, Hochschullehrern und anderen Akademikern als eBook und gedrucktes Buch. Die Verlagswebsite www.grin.com ist die ideale Plattform zur Veröffentlichung von Hausarbeiten, Abschlussarbeiten, wissenschaftlichen Aufsätzen, Dissertationen und Fachbüchern.

Besuchen Sie uns im Internet:

http://www.grin.com/

http://www.facebook.com/grincom

http://www.twitter.com/grin_com

Fachhochschule Bielefeld

Fachbereich Wirtschaft und Gesundheit

Lehreinheit Pflege und Gesundheit

H A U S A R B E I T

im Rahmen der Lehrveranstaltung

(Pflegewissenschaft entwickeln)

Implementierung der Expertenstandards in die Pflege-praxis

Wintersemester 2015/16

Datum der Abgabe: 22.02.2016

1. Abstract

Für die Hausarbeit wurde ausschließlich eine systematische Literaturrecherche durchgeführt, welche sich damit befasst hat, was ein nationaler Expertenstandard ist und wie sich dieser in die Pflegepraxis implementieren lässt. Zudem wurde in der folgenden Arbeit aufgezeigt, welche Hindernisse und Rahmenbedingungen dabei auftreten können. Zusätzlich wird eine detaillierte Implementierung eines Expertenstandards dargestellt, von der Konsensuskonferenz bis hin zu Tipps und den vier Phasen der Implementierung in die Pflegepraxis. Zudem wurde sich mit dem jetzigen Stand und den Erfolgen auseinandergesetzt. Wichtig zu nennen ist aufjedenfall, dass nach vielen Studien und Befragungen, eine Zufriedensheitsteigerung und Akademisierung der Pflege, stattgefunden hat. Die Expertenstandards sind nach einer längeren Pause der Grund, für einen großen Sprung nach vorne in der deutschen Pflege. Ebenfalls ist es wichtig zu sagen, dass der Weg zur Gründung eines Expertenstandards und dessen Implementierung hart und lang ist. Es werden besonders Ressourcen der Zeit, des Personals, der Qualifikation der Mitarbeiter und die Finanzierung, benötigt(vgl. Schmidt, 2016, S. 17), wobei sich häufig aber Probleme erkennen lassen, besonders in der ambulanten Pflege(vgl. o.Autor, 2014, S. 635). Zusammenfassend lässt sich sagen, dass die Idee hinter der Implementierung von Expertenstandards sehr gut ist, aber viele Ressourcen benötigt. Hinzu müssen viele Hindernisse ausgeschaltet werden.

INHALTSVERZEICHNIS

1.	ABSTRACT	2
2.	EINLEITUNG	4
3.	PROBLEMSTELLUNG	5
4.	METHODE	6
5.	ERGEBNISSE	7
5.1	Ablauf einer Implementierung von Expertenstandards	7
5.2	Vier Phasen der Implementierung in die Praxis	8
5.3	Rahmenbedingungen und Nutzen von Expertenstandards	9
5.4	Hindernisse und Kritik von Expertenstandards	10
5.5	Derzeitiger Stand der Implementierung von Expertenstandards	11
6.	DISKUSSION	11
7.	SCHLUSSFOLGERUNG	13
8.	ANHANG	15
8.1	Suchprotokoll	15
9.	LITERATURVERZEICHNIS	16

2. Einleitung

Entwickelt worden sind die Expertenstandards von dem Deutschen Netzwerk für Quali-
tätsentwicklung(DNQP) und arbeiten in Kooperation mit dem Deutschen Pflegerat(DPR)
und erhalten finanzielle Unterstützung vom Bundesministerium für Gesundheit(BMG).
Seit 1999 werden aufwändige evidenzbasierte Expertenstandards entwickelt um effektive
und hochpriorisierte Instrumente und Praktiken für die Qualitätsentwicklung zu erstel-
len(vgl. Schiemann, 2006, S. 1).

Pflegestandards sind ein professionell abgestimmtes Leistungsniveau, das den
Bedürfnissen der damit angesprochenen Bevölkerung angepasst ist und Krite-
rien zur Erfolgskontrolle der Pflege mit einschließt. Standards müssen inno-
vative und komplexe Inhalte transportieren, eignen sich also für Pflegeprob-
leme mit erheblichen Einschätzungsbedarf und Pflegehandlungen mit hohem
Interaktionsanteil. Sie sind daher nicht mit Handlungsrichtlinien(procedures)
zu verwechseln, die auf genaue Beschreibung von Handlungsabläufen, tech-
nische Anweisungen zur Hygiene ausgerichtet sind(Schiemann, Moers, 2004,
S. 75).

Zurzeit gibt es neun verschiedene Expertenstandards, welche nach der Veröffentlichungen
der weiteren 1-6 Expertenstandards alle großen Sektoren der greifenden Qualitätsrisiken in
der Pflege, erfasst sind(vgl. Schiemann, 2006, S. 1)

Das deutsche Netzwerk für Qualitätsentwicklung in der Pflege DNQP hat bisher folgende Expertenstandards erarbeitet, veröffentlicht und aktualisiert: Expertenstandard Dekubitusprophylaxe in der Pflege(1. Aktualisierung 2010),
Expertenstandard Entlassungsmanagement in der Pflege(1. Aktualisierung
2009), Expertenstandard Schmerzmanagement in der Pflege bei akuten
Schmerzen(1. Aktualisierung Dezember 2011), Expertenstandard Sturzprophylaxe in der Pflege(1. Aktualisierung 2013), Expertenstandard Förderung der
Harninkontinenz in der Pflege(1. Aktualisierung 2014), Expertenstandard Pflege von Menschen mit chronischen Wunden(Juni 2009), Expertenstandard Er-
nährungsmanagement zur Sicherstellung und Förderung der oralen Ernährung
in der Pflege(Mai 2010), Expertenstandard Schmermanagement in der Pflege
bei chronischen Schmerzen(Sonderdruck März 2014), Expertenstandard nach
§ 113a SGB XI Erhaltung und Förderung der Mobilität in der Pfle-
ge(Abschlussbericht Juni 2014)(Schmidt, 2016, S. 14).

All diese Standards sind auf nationaler Ebene und müssen ein hohes Maß an konsensfähigkeit und wissenschaftlicher Fundierung aufweisen. All diese Themenbereiche passen zu epidemiologischen und gesundheitspolitischen Risiken und Themen der heutigen Pflege(vgl. Schiemann, Moers, 2004, S. 75). Aufgaben dieser Expertenstandards bestehen darin, pflegerische Fragen und Aufgaben zu definieren und das Aufgabenspektrum der professionellen Pflege aufzuzeigen. Zudem klärt es die interprofessionelle Aspekte und Zuständigkeiten, sowie zeigt es Wege zu Pflegediagnosen und Pflegemaßnahmen. Aber auch fachliche Impulse für andere Professionen und Rechtssicherheit wird gegeben(vgl. Huhn, 2013, S. 697)

3. Problemstellung

Es wird immer deutlicher, dass der Pflegepraktiker es unter den heutigen Rahmenbedingungen in der Pflege nicht leisten kann, die vorhandene Literatur zu einer aufgetretenen Fragestellung in der Patientenversorgung zu sichten. Zur Überwindung dieses Grabens zwischen Anforderung einerseits und den Möglichkeiten der Pflegenden anderseits wird nach unterstützenden Instrumenten gesucht. Die Entwicklung und Einführung von Expertenstandards könnte eine hilfreiche Unterstützung zur Überwindung der Theorie – Praxis – Kluft sein(Wieteck, 2009, S. 227).

Das heutige pflegerische Arbeiten wird stark von veraltetem Theoriewissen und Arbeitstradition geleitet und es wird selten das eigene Verhalten evaluiert.

Trotzdem wird seit Gründung der Expertenstandards über ihre Wirksamkeit diskutiert. Es wird dort von Praxisferne, bis hin zu Mangel an Wissenschaftlichkeit, gesprochen. Jeder neue Expertenstandard, löst bei Pflegepraktikern und -managern keine Freude aus und wird nicht als hilfreiche wissenschaftliche Grundlage für pflegefachlich korrektes Handeln, angesehen(vgl. Huhn, 2013, S. 696).

Im allgemeinen befasst mich auch die Frage ob Expertenstandards wirklich Instrumente zur realen Verbesserung der Pflegepraxis in Aussicht bringen oder sie nur finanzielle und personelle Ressourcen beanspruchen(vgl. Meyer & Köpke, 2006, S. 211). Des weiteren wird darauf eingegangen, wie der derzeitige Stand der Implementierung aussieht, welche Erfolge und Misserfolge dort zu erkennen sind und welche Rahmenbedingungen, Hindernisse und Ziele dabei aufzutreffen sind.

Denn in den letzten 20 Jahren war in Deutschland noch kein anerkannter Stand pflegerischer Erkenntnis zu sehen. Doch seitdem die DNQP - die auf wissenschaftlich basierten Grundlagen und im Rahmen von Konsensveranstaltungen einer großen Fachöffentlichkeit - die Expertenstandards ins Leben gerufen hat, ist die Qualitätsentwicklung sehr nach vorne gegangen(vgl. Brandenburg, 2005, S. 1). Auch andere Studien äußern sich positiv gegenüber der Implementierung und dem Nutzen von Expertenstandards. Sie sollen sich als ausgezeichnete Instrumente der Verbreitung von evidenten, handlungsrelevanten Wissen erwiesen haben(vgl. Schiemann, 2006, S. 2).

Doch andere Studien sprechen dagegen und begründen ihre Kritik an den Expertenstandards." Die Expertenstandards in der Pflege entsprechen nicht den international geltenden Wissenschaft basierten Qualitätskriterien für Leitlinien. Ihnen fehlt es an rigorosen Entwicklungsmethoden, transparenter Berichterstattung und Nachvollziehbarkeit"(Meyer & Köpke, 2006, S. 215). Hinzu kommt, dass „Der Nutzen der Expertenstandards ist bislang nicht belegt"(Meyer & Köpke, 2006, S. 211).

Durch diese unterschiedlichen Meinungen zu den Expertenstandards und den Problemen bei der richtigen Implementierung möchte ich in meiner Hausarbeit aufzeigen, ob die Entwicklung der Expertenstandard die Pflege hauptsächlich voran bringt und wie man es schafft so gut wie möglich diese in verschiedene Gesundheitseinrichtungen zu implementieren. Dadurch bin ich zu meiner Fragestellung gekommen: Welchen Nutzen haben Expertenstandards und wie gelange ich zu einer guten und sicheren Implementierung der Expertenstandards in die Pflegepraxis?

4. Methode

Für die Hausarbeit wurde ausschließlich eine systematische Literaturrecherche verwendet. Es wurde in den Datenbanken: Google Scholar, Carelit, CINAHL, Pubmed und Bibnet nach Literatur gesucht und später verwendet. Das Veröffentlichungsdatum der verschiedenen Quellen bezog sich von 2004 bis hin zum heutigen 2016. Gezielte Suche wurde auf Englisch und Deutsch durchgeführt, wobei: (Implementierung, Expertenstandards, DNQP, expert standard, implementation, germany, expert, professional norm, progress und NOT medical), als Suchbegriffe benutzt worden sind. Zusätzlich wurden außer der Einschränkung des Zeitraumes der Veröffentlichung auch die Suche nach ausschließlichen „Full Text", verwendet.

5. Ergebnisse

5.1   Ablauf einer Implementierung von Expertenstandards

Jeder Expertenstandard wird in 15- 20 Einrichtungen des Gesundheitswesen und der Altenhilfe eingeführt. Darunter zählen Krankenhäuser jeder Art, Ambulante Pflegedienste und Pflegeheime. All diese Einrichtungen brauchen Erfahrungen in der Qualitätssicherung und benötigen zeitliche und personelle Ressourcen, sowie müssen das entwickelte Audit-Instrument verwenden, welches zur Akzeptanz, Praxistauglichkeit und Nachhaltigkeit des Standards verwendet wird. Der ganze Vorgang dauert ca. 6 Monate und wird streng und organisiert durchgeführt. Die Implementierung von diesen Expertenstandards läuft in vier entwickelten Phasen ab(vgl. Brandenburg, 2005, S. 2).

Die Arbeitsteilung findet zwischen DNQP an der FH Osnabrück und den an einer wissenschaftlichen Einrichtung angesiedelten Expertenarbeitsgruppe. Daraus wird dann ein angewiesener Fachexperte zur Leitung bestimmt und es werden 8-12 Fachexperten aus Pflegewissenschaft und Pflegepraxis für die Experten-AG gesucht und ausgewählt. Zusätzlich werden dann frühzeitig Patientenvertreter und Verbraucherschutzorganisationen, sowie wissenschaftliche Mitarbeiter mit einbezogen. Die Experten-AG ist dann für die aktuelle nationale und internationale Literaturstudie zuständig. Sie sucht nach vorliegenden Ergebnissen und überprüft und bewertet diese. So lässt sich sagen, dass Expertenstandards aus vorhandenen Forschungsergebnissen, sowie der Experteneinschätzung entsteht. Zusätzlich berät die AG auch schon über wesentliche Inhalte der Standards, wie z.B. die Einschätzung eines Risikos oder die Beratung und Schulung von Patienten und Angehörigen zum Thema(vgl. Moers, Schiemann, 2004, S. 1 – 2).

Daraus entstehen dann die ersten Konsensuskonferenzen zu den Themen, welches eine der größten Bestandteile der Implementierung von Expertenstandards ist. Wichtig ist vor diesen Konferenzen die Bekanntgabe über das Thema und das Datum dieser Zusammensitzung. Denn so können sich Fachvertreter und Institutionen aus den Pflegeberufen frühzeitig ihre Mitwirkung zu planen und sich anzumelden. Anzutreffende Gruppen sind dort, Fachexperten aus der Praxis, Angehörige anderer Berufsgruppen des Gesundheitswesen, Vertreter aus Spitzenorganisationen und Verbänden des Gesundheitswesen, welche auch als Beobachter mitwirken und später Stellungnahme abgeben sollen. Zudem wird vorher noch ein umfangreicher Arbeitstext, Entwurf des Standards und die Literaturstudie an alle Teilnehmer zur besseren Vorbereitung verteilt.

Bei der Konsensuskonferenz selbst wird zuerst die gesundheitspolitische und pflegeepide-miologische Relevanz des Themas vorgeführt. Dann folgt die Vorstellung, Erörterung und Konsentierung des Expertenstandards. Daraus folgt dann die Fachdiskussion wo von der Experten-AG innerhalb von ca. fünf Minuten alle Kriterienebenen wissenschaftlich be-gründet werden. Zuletzt wird dann eine Übereinstimmungen der Ergebnisse über die Be-obachter dargelegt um die wichtigen Standardaussagen herauszufiltern. Dieses ganze wird über Tonbandaufnahme und Protokoll festgehalten. Diese aufgenommen Ergebnisse wer-den dann von der Experten-AG bei einer Sitzung mit in den Expertenstandard hineingefügt(vgl. Moers, Schiemann, 2004, S. 76 – 77).

5.2   Vier Phasen der Implementierung in die Praxis

In der ersten Phase wird empfohlen eine Kickoff-Veranstaltung mit allen beteiligten Be-rufsgruppen zu organisieren. Da meistens der Fortbildungsbedarf zum Thema sehr hoch ist sollten frühzeitig genügend Fortbildungsangebote geplant werden. Zusätzlich werden im-mer drei- bis sechsköpfige Arbeitsgruppen gebildet, welche für die Vorbereitung der Im-plementierung zuständig sind, sowie der Verbreitung von Wissen ans restliche Team. Au-ßerdem wird in dieser Phase ein Moderator in Form eines Projektbeauftragten ausgewählt.

In der zweiten Phase muss sichergestellt werden, dass das Qualitätsniveau der Organisation bzw. Station nicht dem des Expertenstandards unterliegt.

In der nächsten Phase wird ein zweites Kickoff veranstaltet, welches den wichtigsten Be-standteil beinhaltet. Dort werden die Pflegekräfte angeleitet und zum Ausprobieren ani-miert. Doch dafür müssen genug personelle und zeitliche Ressourcen vorhanden sein.

In der letzten Phase findet die Datenerhebung statt. Doch bevor diese beginnt, sollten die Pflegekräfte detaillierte Informationen über Ziele und Vorgehensweise bekommen, damit sie in dieser Phase eine aktive Teilnahme leisten können.

Während des Projektes werden dann vier ganztägige Treffen organisiert, wo sich alle Pro-jektbeauftragten zusammenfinden und mithilfe des DNQP in Osnabrück die weiteren Pro-jektschritte vorbereiten, diskutieren und gesteuert werden(vgl. Moers, Schiemann, 2004, S. 77).

5.3 Rahmenbedingungen und Nutzen von Expertenstandards

Zuerst zu nennen ist, dass Pflegeeinrichtungen verpflichtet sind zur Sorgfalts- oder Fürsorgepflicht. Welches für die Pflegenden bedeutet Schaden abzuwenden und die Pflege nach neuesten Erkenntnissen sowie personen- und situationsgerecht anzubieten oder durchzuführen. Genau diesen bestmöglichen Weg zeigen die neuesten Erkenntnisstände der Expertenstandards(vgl. Huhn, 2013, S. 696).

Zudem geben sie einen Beitrag zur Professionalisierung der Pflege, Positionierung in der interdisziplinären Qualitätsdiskussion, Unterstützung interner Qualitätsentwicklungen und Transfer wissenschaftlicher Erkenntnisse in die Praxis(Brandenburg, 2005, S. 2). Zudem entsteht eine politische geänderte Akzentsetzung, dass wirtschaftliches Arbeiten zu einem Fortbestehen einer Gesundheitseinrichtung führt. So kommt es zu einem Vergleich der Krankenhäuser, wobei auch der Pflegestandard, wie z.b. die Verbreitung von wissenschaftlichen pflegerischen Arbeitens. Um dieses voranzubringen, sollte sich die ganze Organisation, sowie auch das Stationsteam Interesse und Unterstützung an der Implementierung von Standards zeigen. Besonders interprofessionelle Teambildung ist dabei ein sehr wichtiger Bestandteil. Zudem sollte die Wissensvorlage genügend, gut und wissenschaftlich basiert sein, sowie die Expertenstandards es sind(vgl. Brandenburg, 2005, S. 3).

Auch die nächste Studie zeigt ein großes Nutzen durch die Implementierung von Expertenstandards. Darunter wäre da die Professionalisierung von Pflege, so dass damit gezeigt wird, was für einen gesundheitspolitischen Nutzen die Bevölkerung hat.

Zudem um die interdisziplinäre Qualitätsdiskussion zu positionieren, sowie Förderung von Methoden zur internen Qualitätsentwicklung.

Zusätzlich zeigen Standards evidenzbasiertes und handlungsrelevantes Wissen zu wichtigen Risiken und Handlungsbereichen der Pflege, sowie fördert es auch den Theorie-Praxis-Transfer.

Zudem bietet es praxisrelevante Fortbildungen und Anleitungen vor Ort, sowie auch Patientenorientiertes Arbeiten mit Einbezug der Angehörigen.

Zuletzt lässt sich hier sagen, dass Expertenstandards die Zufriedenheit der Pflegenden und Patienten verbessert, welches auch durch die eröffneten Schulungs- und Beratungsangeboten für die Angehörigen und Patienten gezeigt wird(Moers, Schiemann, 2004, S. 78).

Ein ganzer Interessanter Aspekt ist auch, dass „ erste Studien könne aufzeigen, dass es sich finanziell lohnen könnte, Expertenstandards einzuführen(Wieteck, 2009, S. 227).

Eine weitere Studie, zum Expertenstandard des Schmerzmanagement in der Pflege, zeigt drei Einteilungen von Rahmenbedingungen zur Implementierung. Da wäre einmal das Wissen, welches die fachliche Kompetenz als Muss darstellt. Dazu gehören, das Verständnis des Standards, weiterführende Literatur lesen und das erlernte so schnell wie möglich in die Praxis umzusetzen. Das nächste Hindernis wäre die Organisation in der mehre Aspekte einwirken. Darunter ist die Gefahr, dass die Organisation nicht in der Existenzkrise steckt, sich Problembewusstsein entwickelt hat, Organisationsmitglieder die Spielregeln kennen, Bereitschaft zum Experimentieren, die Organisationsformen sind relativ autonom und das ein TOP-Management die Organisationsentwicklung unterstützt(vgl. Freimuth & Sailer, 2007, S. 334).

5.4   Hindernisse und Kritik von Expertenstandards

Trotz der guten Menge an auditierten Patienten bei den Standards zur Dekubitusprophylaxe und dem Schmerzmanagement, wurden die Altenpflegeinrichtungen leider sehr gering mit nur zwei Einrichtungen, mit einbezogen(Brandenburg, 2005, S. 2). Zudem werden Probleme aus anderen Bereichen wie z.B. Politik, Ökonomie, nicht bearbeitet(vgl. Huhn, 2013, S. 697).

Zusätzlich sind die Protokolle, also das Qualitätsmanagement oft sehr gering und ungenau, sodass die Verwendung von lokalen Protokollen und strukturiertes evidenzbasiertes Qualitätsmanagement zur besseren Implementierung führen würden(Wilborn, Grittner, Dassen, Kottner, 2010, S. 3369). Des weiteren wurden Einflüsse von Vertreter der Pflege aus dem Konsenskonferenz nicht mit in den Expertenstandard eingebracht, sowie auch die Literaturrecherche wird auch kaum aufgeführt. Es ist kaum möglich der Studie in seiner Methode zu folgen(vgl. Meyer & Köpke, 2006, S. 213).

Große Hindernisse für die Implementierung sind Personalmangel, Zeitmangel, geringe Qualifikation der Organisation oder Pflegekräften und oft stehen die Organisationen quer und geben nicht ausreichend finanzielle Mittel. Um eine allgemeine Gültigkeit zu erreichen, wurden die Standardaussagen aus der Sicht der Kritiker sehr vage formuliert. Gerade im ambulanten Bereich, wo ein Patientenkontakt sich oftmals auf wenige Minuten pro Tag beschränkt, gestaltet sich die Implementierung schwierig. Probleme zeigen sich aber auch in Einrichtungen mit einer kurzen Verweildauer, etwa Ambulanzen oder Intensivstationen bzw. in Pflegeeinrichtungen mit einem speziellen Schwerpunkt, z. B. Hospize oder Tagespflegeeinrichtungen(Schmidt, 2016, S. 17).

Weitere Hindernisse können auch das Fehlen eines systematischen Qualitätsmanagement, sowie die nicht Miteinwirkung des Management zur Implementierung. Außerdem sind häufige Gründe für eine schwierige Implementierung, Überforderung von unqualifizierten Pflegekräften, Zeitmangel und das die benötigten Hilfsmittel fehlen und so der Expertenstandard nicht richtig bzw. vollständig umgesetzt werden kann(vgl. Schiemann & Moers, 2006, S. 177).

5.5 Derzeitiger Stand der Implementierung von Expertenstandards

„Die Expertenstandards schreiben eine wahre Erfolgsstory. Um sie herum hat sich eine extensive Vermarktung entsponnen: Allerorts werden Fortbildungen zum Umgang mit den Standards und Kurse zu fantasievoll klingenden beruflichen Qualifikationsprofilen wie zum Pflegeexperten Sturzprophylaxe angeboten. Durch den Verkauf der Expertenstandard-Hefte hat das DNQP bereits 200000 Euro verdient. Die Standards werden von der Pflegepraxis aufwändig implementiert. Der Medizinische Dienst der Krankenversicherung zieht sie zur Beurteilung der pflegerischen Versorgungsqualität heran. Juristen bemühen sie zur pflegefachlichen Urteilsbildung und bezeichnen sie gar als vorweg genommene Sachverständigengutachten"(Meyer & Köpke, 2006, S. 212).

Zudem gibt es Rückmeldungen von ca. 70 Projektpartnern, welche alle immer noch an der Einführung des Expertenstandards beteiligt sind. Außerdem arbeiten auch manche Einrichtungen an einer flächendeckenden Arbeit, sowie der Änderung von festgestellten Defiziten und führen regelmäßigen Wiederholungsmessungen durch(Schaeffer, 2006, S. 59).

Zudem zeigt auch eine weiter Studie, dass die Tendenz zur besseren Bewertung zum Kontinenz Profil nach Benutzung des passenden Expertenstandard sinkt(vgl. Wolke, Elsbernd, König, 2012, S. 566).

6. Diskussion

Viele positiv und negativ beeinflussende Faktoren auf die Implementierung von Expertenstandards habe ich schon gezielt in den Ergebnissen erwähnt. Stark unterstreichend zu den vorherigen Argumenten ist die Berichterstattung von verschieden Pflegeakteuren.

Da wäre Aussage eines Pflegedienstleiters, dass das Einfließen von wissenschaftlichen Erkenntnissen in die Praxis, Erfüllung des Krankenpflegegesetztes wäre. Sowie die stolze

Äußerung, dass die Pflege in Deutschland seit den Standards endlich Evidenz und Empirie besitzt.

Eine andere Stationsumfrage ergab auch viel Lob an die neuen Einführungen. Da sind Punkte, wie die Sicherheit auf dem neuesten Stand der Wissenschaft zu arbeiten, Forderung jeder einzelnen Pflegekraft, sowie die Verbesserung von Beratungs-, Anleitung- und Schulungskompetenz. Zudem wurde die Stärkung der Pflegequalität erwähnt wie auch die neue Begründungslage für das tägliche Handeln. Ganz wichtig wäre da auch die schnelle und bessere Einarbeitung von Schülern, neuen Mitarbeitern, Teilzeitbeschäftigte und Wiedereinsteiger.

Doch richtig zu nennen ist die wichtige Aussage von einem Auszubildenden, welcher die Expertenstandards sehr bevorzugt aber auch sagt das bestimmte Ressourcen vorhanden sein müssen, um überhaupt die Implementierung zu ermöglichen(vgl. o.Autor, 2014, S. 634). Die wären das Personal, die Zeit, Qualifikation der Mitarbeiter und die finanziellen Mittel. Daher sind die Expertenstandards besonders schlecht im ambulanten Sektor einsetzbar, da dort kaum Zeit da ist, sowie der Personalschlüssel auch gering sind, und die Pflegeversicherung nicht genügend finanzielle Mittel stellen kann(vgl. Schmidt, 2016, S.17) Wie auch ein Pflegedienstleiter eines ambulanten Pflegedienstes unterstützt zwar die Idee des Expertenstandards, aber kann sie bei sich nicht umsetzen weil seine Mitarbeiter sowie kaum Zeit für ihre Patienten haben und weiterer Zeitaufwand der für die Expertenstandards benötigt werden müsste, würde nicht bezahlt werden. Doch auch ein Professor einer Hochschule in NRW, sieht Kritik an den Standards. Er würde diese nur als Ergänzung zum Praxiswissen sehen und hofft noch stärker auf eine Kooperation von Pflegenden und Wissenschaft um die Einzelfälle jeden Tag besser zu bearbeiten(vgl. o.Autor, 2014, S. 635).

Doch andere Quellen zeigen einen großen Nutzen durch die Implementierung. Da wären der große „Beitrag zur Professionalisierung der Pflege, Positionierung in der interdisziplinären Qualitätsdiskussion, Unterstützung interner Qualitätsentwicklungen und Transfer wissenschaftlicher Erkenntnisse in die Praxis"(Brandenburg, 2005, S. 2).

Zudem auch der gute Einbezug der Angehörigen und die Möglichkeit der Schulung und Beratung der Patienten und deren Angehörigen stärken die Expertenstandards. Außerdem steigen durch die Pflegestandards die Qualitätsentwicklung und dadurch das ganze Qualitätsmanagement. Dadurch steigt auch die Zufriedenheit der Patienten und Pflegekräften sichtbar(vgl. Moers, Schiemann, 2004, S. 78).

Doch andere Studien konnten leider auch das Gegenteil beweisen: „Möglicherweise hat die Einführung eines sturzpräventiven Programms bei unveränderten pflegerischen Ressourcen bzw. gleich bleibendem Personalschlüssel zu einer Benachteiligung in den Standardversorgungsbereichen geführt. Die Erhöhung der Mobilität der Bewohner könnte ebenfalls zu dem erhöhtem Sturzrisiko beigetragen haben"(Meyer, Köpke, 2006, S. 215).

Aber eine andere Studie zur Harninkontinenz beweist das schon positive Entwicklung hinblicklich der Verwendung von Expertenstandards zu sehen sind. Durch diese Einführung hat sich der subjektive Befund der Inkontinenz bei den Bewohnern wahrnehmbar verbessert(vgl. Wolke, Elsbernd, König, 2012, S. 4).

7. Schlussfolgerung

Aus den Ergebnissen und der Diskussion erkennt man schnell, ob die Implementierung oder insgesamt der Expertenstandard, Erfolg für die weitere Pflege bereitet. Zwar gibt es viele Hindernisse und Kritikpunkte, welche auch den Nutzen und die Wirksamkeit von der Anwendung von Expertenstandards in der Pflegepraxis, vermindern. Wie auch das im Jahr 2009 immer noch nicht allen Pflegekräften bekannt war, dass es die Pflegestandards gibt(vgl. Schmidt, 200, S. 27). Oder aber auch starke Kritikernaussagen wie: „Ihnen mangelt es an Transparenz, Nachvollziehbarkeit und Nutzerfreundlichkeit. Die wissenschaftlich methodische Zuverlässigkeit und inhaltliche Gültigkeit der Expertenstandards ist zweifelhaft. Der Nutzen der Expertenstandards im Sinne einer Verbesserung der Patienten- bzw. Bewohner-relevanten klinischen Ergebnisse ist bisher nicht belegt"(Meyer, Köpke, 2006, S. 215). Trotzdem sieht man an der Menge von Faktoren zur Nutzung für die jetzige und spätere Entwicklung der Pflege, das man ganz klar sehen kann das Expertenstandards eine gute Investition sind und die Pflege stark weiterbringen. „Hinsichtlich der Auswirkung auf das Berufsfeld ist festzustellen, dass Expertenstandards die professionelle Verantwortung stärken"(Schiemann, 2006, S. 4).Zudem sind die Verkaufszahlen von 200.000 Euro(vgl. Meyer & Köpke, 2006, S. 212) und die aktiven 70 Einrichtungen, die ein oder mehre Expertenstandards erfolgreich benutzen, stark dafürsprechend(vgl. Schaeffer, 2006, S. 59). Auch die Mehrzahl an Berichtserstattungen sprechen klar für die Implementierung von Expertenstandards. Zudem hört man auch des Öfteren in den Studien und merkt auch, dass diese Standards seit langem wieder ein Schritt weiter in die erhoffte Akademisierung der Pflege, geht. Besonders der Transfer von Theoriewissen zur Pflegepraxis war bisher kaum gut möglich und ist jetzt für alle Pflegenden gut erreichbar und zudem auch immer aktuell und bietet gleich Anwendungshinweise. Allgemein lässt sich auch trotz starker Kritik und mehreren Hindernissen sagen, dass es für alle Gesundheitseinrichtungen ein Schritt nach vorne wäre, die Expertenstandards einzuführen(vgl. Wilborn, Grittner, Dassen, Kottner, 2010, S. 3369).

Die Suche nach passender Literatur war relativ angenehm, da man mit wenigen Suchbegriffen viel deutsche Literatur finden konnte. Aber die Suche nach englischen Quellen war sehr schwierig, weil nicht wirklich ähnliche Standards in anderen Ländern vorhanden sind. Die meisten Standards aus dem nicht - deutschsprachigem Raum beinhalteten andere Themenbereiche als die deutschen Expertenstandards.

8. Anhang

8.1 Suchprotokoll

Datum	Suchmaschine	Suchbegriffe	Allg. Treffer	Rel. Treffer
10.11.15	Google Scholar	„Implementierung UND Expertenstandards" ab 2004	889	4
18.02.16	Google Scholar	„Implementierung UND Expertenstandards UND Pflege UND DNQP" ab 2004	362	3
18.02.16	Carelit	„Implementierung UND Expertenstandards" ab 2006	12	1
18.02.16	Carelit	„Expertenstandards" ab 2012	97	3
18.02.16	CINAHL	„Implementation AND Expert Standard AND Germany"	3	1
18.02.16	CINAHL	„Implementation AND Expert Standard" Full text	6	0
18.02.16	Google Scholar	„"expert standard" AND implementation" ab 2015	33	0
18.02.16	Carelit	„expert standard"	0	0
18.02.16	Carelit	„expert"	4	0
18.02.16	Carelit	„implementation"	8	0
18.02.16	Carelit	„implementation AND expert standard"	22	2
18.02.16	Bibnet	„expert standard" in English	4	0
18.02.16	Pubmed	„expert standard AND implementation NOT medical" last 10 years	48	0
18.02.16	CINAHL	„professional norms" full text	36	0
18.02.16	CINAHL	„expert standard" full text ab 2004	62	1
19.02.16	CINAHL	„implementation AND germany" full text ab 2010	28	0
19.02.16	CINAHL	„progress AND germany" full text ab 2004	13	0

9. Literaturverzeichnis

Brandenburg.H. (2005). *Wie gelangt neues Wissen in die Praxis der Pflege?*. Angewandte Pflegeforschung. S. 1 – 8

Freimuth.A. Sailer.M. (2007). *Umsetzung des Expertenstandards Schmerzmanagement in der Pflege.* Der Onkologe 4. S. 334

Huhn.S. (2013). *Wegweiser für die Pflegepraxis.* Die Schwester der Pfleger. 52. Jahrgang. S. 696- 699

Meyer.G & Köpke.S. (2006). *Expertenstandard in der Pflege: Wirkungsvolle Instrumente zur Verbesserung der Pflegepraxis oder von ungewissen Nutzen?.* S. 211 – 215

o.Autor. (2014). *Bringen Expertenstandards die Praxis voran?.* Die Schwester der Pfleger. 53.Jahrgang. S. 634 – 635

Schaeffer.D. (2006). *Wissenstransfer in der Pflege: Ergebnisse eines Expertenworkshops.* Universität Bielefeld. S. 59

Schiemann, D. (2006). *Expertenstandards in der Pflege.* Weltgesundheitstag: Menschen für Gesundheit - Die Gesundheitsberufe. S. 1 – 4

Schiemann,D, Moers,M. (2004). *Expertenstandards in der Pflege: Vorgehensweise des Deutschen Netzwerk für Qualitätsentwicklung in der Pflege(DNQP) und Nutzen für die Praxis.* Pflege und Gesellschaft. 9. Jahrgang. S. 75 – 78

Schiemann.D. Moers.M. (2006). *Expert Standards in Nursing as Instrument for Evidence-based Nursing Practice.* Wolters Kluwer Health. S. 177

Schmidt.S. (2016). *Expertenstandards in der Pflege - eine Gebrauchsanleitung.* 3. Auflage: Springer – Verlag Berlin Heidelberg. S. 13 – 21

Wieteck.P. (2009). *Transfer der Expertenstandards in die Pflegepraxis: Ausblicke bezüglich des Nutzen einer elektronischen Patientenakte mit ENP.* Pflegewissenschaft. S. 227 - 230

Wilborn.D. Grittner.U. Dassen.T. Kottner.J. (2010). *The National Expert Standard Pressure Ulcer Prevention in Nursing and pressure ulcer prevalence in German health care facilities: a multilevel analysis.* Journal of Clinical Nursing. S. 3369

Wolke.R. Elsbernd.A. König.M. (2012). *Expertenstandard Kontinenzförderung: Studie belegt Wirksamkeit.* Die Schwester der Pflege. 51.Jahrgang. S. 566

S. (2009). *Gebrauchsanleitung für Expertenstandards.* Pflege Praxis. S. 2

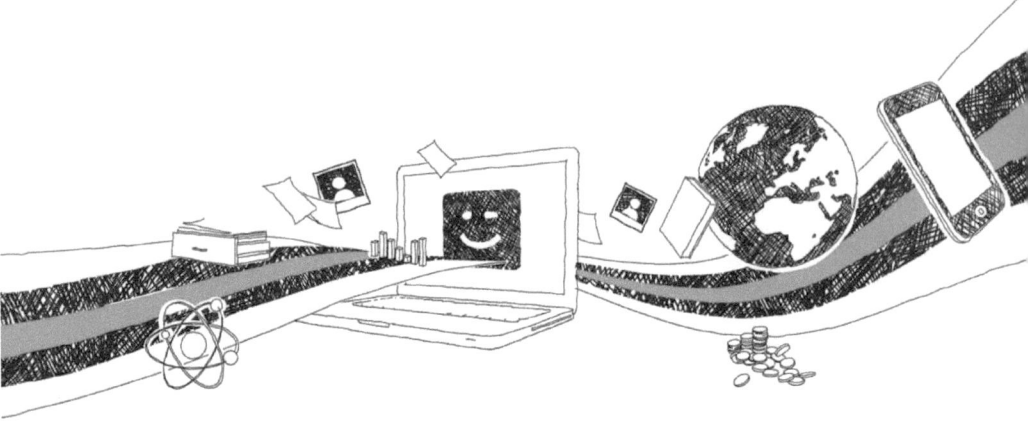
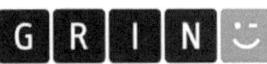